45 Recettes de Repas solutions pour l'Ostéoporose:

Commencer à manger les meilleurs aliments pour vos os pour les rendre forts et en bonne santé

Par

Joe Correa CSN

DROITS D'AUTEUR

REMERCIEMENTS

Ce livre est dédié à mes amis et à ma famille, qui ont eu des maladies bénignes ou graves, afin que vous puissiez trouver une solution et faire des changements nécessaires dans votre vie.

45 Recettes de Repas solutions pour l'Ostéoporose:

Commencer à manger les meilleurs aliments pour vos os pour les rendre forts et en bonne santé

Par

Joe Correa CSN

CONTENU

Droits d'auteurs

Remerciements

À Propos de l'auteur

Introduction

45 Recettes de Repas solutions pour l'Ostéoporose: commencer à manger les meilleurs aliments pour vos os pour les rendre forts et en bonne santé

Autres ouvrages de l'auteur

À PROPOS DE L'AUTEUR

Après plusieurs années de recherches, je crois sincèrement au pouvoir et aux bénéfices de la nutrition sur le corps et l'esprit. Mes connaissances et mon expérience m'ont permis de vivre plus sainement au fil des ans, des connaissances que j'ai fait partager avec ma famille et mes amis. Plus vous en connaitrez sur le sujet, et plus vous voudrez changer votre vie et avoir une vie plus saine avec des nouvelles habitudes de vie.

La nutrition est une clé majeure dans notre santé et la longévité alors commencez aujourd'hui. Le premier pas sera le plus important et le plus significatif.

INTRODUCTION

45 Recettes de Repas solutions pour l'Ostéoporose: commencer à manger les meilleurs aliments pour vos os pour les rendre forts et en bonne santé

Par Joe Correa CSN

Ce livre est un recueil de recettes délicieuses, riches en nutriments, dont le calcium, les Vitamines D, et les protéines, nutriments qui renforcent les os.

L'ostéoporose est une maladie qui affaiblie les os et les poussent même à se casser. Différents facteurs favorise l'apparition de cette maladie comme le sexe, l'âge, la taille du corps, l'origine ethnique (les femmes blanches et asiatiques ont un risque plus élevé, contrairement aux femmes noires et hispaniques) et les antécédents familiaux. On trouve également d'autres facteurs comme un taux faible d'œstrogènes, un faible apport en calcium, en magnésium et en vitamine D. L'utilisation de stéroïdes dans les médicaments, le tabagisme et la consommation d'alcool favorisent également la fragilisation des os.

Avoir une alimentation équilibrée riche en calcium, en magnésium et en vitamine D aide à améliorer la santé des os et à prévenir l'ostéoporose. Les enquêtes faites dans le pays montrent que les ménages n'ont pas un apport en calcium suffisant. Les adultes âgés de 19 à 50 ans ont besoin de 1 000 mg de calcium par jour. Les femmes âgées de 51 à 70 ans doivent consommer en moyenne 1 200 mg de calcium quotidiennement, tandis que les hommes de cette tranche d'âge doivent en consommer 1 000 mg par jour.

Les produits laitiers et les légumes verts sont les aliments les plus riches en calcium. Bien que les légumes comme les épinards, les poireaux ou encore les betteraves contiennent de fortes quantités d'oxalates (ce qui nuit à l'absorption du calcium), les personnes qui ont une alimentation équilibrée ne sont pas affectées par cet effet. Un régime riche en magnésium contenu dans les céréales, les grains entiers et les fruits de mer est essentiel afin que le calcium soit absorbé par le corps.

45 RECETTES DE REPAS SOLUTIONS POUR L'OSTEOPOROSE: COMMENCER A MANGER LES MEILLEURS ALIMENTS POUR VOS OS POUR LES RENDRE FORTS ET EN BONNE SANTE

1. Salade composée du jardin

Le taux d'absorption du calcium dans les légumes verts est de 50%, contrairement au taux d'absorption du calcium qui est de 32%. Un régime riche en légumes verts permet donc une teneur plus élevée en calcium. Des recherches ont montré que les légumes verts ont un pouvoir important contre les fractures de la hanche, et que ceux qui consomment plus de fruits et légumes ont des os plus denses.

Ingrédients:

- 1 tête de laitue romaine
- 2 tasses de salade verte composée
- 1 demi-tasse de tomates
- 1 demi-tasse de carottes, coupées en lamelles

- 1 demi-tasse de champignons
- 1 demi-tasse de poivrons, découpés en lamelles
- ¼ tasse d'oignons

Vinaigrette :

- 1 tasse de mayonnaise
- 1 tasse de crème aigre
- 3 càs de moutarde
- 6 càs de miel
- 2 càs de vinaigre blanc

Préparation:

Dans un grand saladier, mettre tous les légumes ainsi que les champignons.

Dans un autre bol, mixer les ingrédients de la vinaigrette. Verser sur la salade. Mélanger et déguster.

Apport nutritionnel par portion :

Portions: 7 • Poids de la portion: 228g

Calories totales: 330

Graisse totale: 19.7g

Glucides totaux: 36,4 g

Protéine: 4,7 g

Vitamines: Vitamine A 83%, Calcium 9%, Vitamine C 26, Fer 14%

2.   Trois pizzas au fromage

Une tasse de fromage contient quatre fois plus de calcium qu'une tasse de lait. La mozzarella est un des fromages qui en contient le plus. Le fromage est également riche en protéines, en vitamine A, B12, et en d'autres vitamines, qui aident à renforcer le système immunitaire.

Ingrédients:

- 1 pâte à pizza crue
- 1 càs de purée de tomate
- 1 boîte de tomates pelées
- 1 demi-tasse de mozzarella râpée
- 1 demi-tasse de parmesan râpé
- 1 demi-tasse de romano râpé
- 1 càs d'origan
- 1 càs de basilic
- 1 càs d'ail
- 1 càs d'oignon
- 2 càs d'huile d'olive.

Préparation:

Préchauffer le four à 200°C.

Etaler la pâte à pizza et verser un peu d'huile d'olive dessus.

Dans une poêle, faire revenir l'ail à feu moyen. Verser les tomates pelées et la purée de tomate. Laisser mijoter à feu doux. Ajouter les herbes, le sel et le poivre. Remuer régulièrement. Continuer la cuisson à feu doux jusqu'à ce que la sauce devienne épaisse.

Verser la sauce sur la pizza. Ajouter le fromage.
Faire cuire la pizza au four pendant 15 minutes.

Apport nutritionnel par portion :

Portions: 5 • Poids de la portion: 229g

Calories 457

Graisse totale 21.6g, Cholestérol 47mg

Sodium 1296mg, potassium 248mg

Hydrates de carbone 43,5 g, sucres 7,4 g

Protéine 23,2 g

Vitamine A 27% • Vitamine C 21% • Calcium 51% • Fer 16%

3.   Gâteau au beurre de noix de pécan

Un excellent substitut pour le lait entier est le lait écrémé ou le lait faible en matières grasses. Il contient la même quantité de calcium, avec moins de graisse et de cholestérol. Le lait faible en matière grasse contient de la vitamine D, qui aide le corps à absorber le calcium. Les produits laitiers fournissent au corps des nutriments essentiels pour la santé et le développement des os.

Ingrédients:

- 1 demi-tasse d'huile d'olive
- 1 ½ tasses de miel
- 3 œufs
- 1 2 ¼ tasses de farine
- 1 càc de sel
- 3 ½ càc de levure chimique
- ¼ tasse de lait faible en matières grasses
- 1 càc d'extrait de vanille

Pour le beurre de noix de pécan :

- 2 tasses de noix de pécan
- 1/8 càc de cannelle

Préparation:

Pour faire le beurre de noix de pécan, faire griller au four les noix sur une plaque, à 150°C, et ce pendant 5 à10 minutes. Remuer de temps en temps pour éviter qu'elles ne brûlent. Mixer dans un robot culinaire puis ajouter la cannelle.

Préchauffer le four à 170°C.

Mélanger l'huile d'olive et le miel jusqu'à ce que le mélange soit complet. Pour un gâteau léger et moelleux, augmenter la vitesse du fouet électrique pendant les deux dernières minutes. Dans un autre bol, battre les œufs à fond puis verser dans l'huile d'olive et le miel. Ajouter la farine, la levure chimique et le sel. Ne pas mélanger trop pour éviter un gâteau dur. Ajouter le lait et la vanille et battre à faible vitesse pendant 30 secondes. Augmenter la vitesse à haute vitesse et battre pendant encore 2 minutes.

Verser la pâte dans un moule graissé et laisser cuire pendant 30 minutes.

Laisser refroidir et déposer le beurre de noix de pécan sur le gâteau.

<u>Apport nutritionnel par portion :</u>

Portions: 6 • Poids de la portion: 162 g

Calories 599

Graisse totale 24,8 g, Cholestérol 123mg

Sodium 535mg, potassium 434mg

Total des hydrates de carbone 89,3 g, sucres 51,3 g

Protéines 9,1 g

Vitamine A 12% • Vitamine C 17% • Calcium 0% • Fer 17%

4. Smoothie à la fraise, banane et à la mangue

Le yaourt ne contient pas beaucoup de sucres et est riche en protéines et en calcium, ce qui est essentiel pour le système immunitaire. Une portion de yaourt renferme 42% des apports journaliers en calcium dont le corps a besoin.

Ingrédients:

- 1 mangue découpée
- 1 tasse de fraises
- 1 banane découpée
- 1 yaourt faible en matières grasses

Préparation:

Mettre tous les ingrédients dans un mixeur, mixer et savourer !

Apport nutritionnel par portion :

Portions: 1 • Poids par portion: 262 g

Calories 151

Graisse totale 8 g, Cholestérol 0 mg

Sodium 3 mg, potassium 643 mg

Glucides totaux 38,0 g, sucres 21,5 g

Protéine 2,3 g

Vitamine A 2% • Vitamine C 158% • Calcium 3% • Fer 5%

5.   Pudding au chocolat et au lait d'amande

La quantité de calcium présente dans une tasse de lait d'amande est presque équivalente celle présente dans une tasse de lait. Les amandes sont riches en fibres et en protéines, ce qui aide à diminuer l'appétit.

Ingrédients:

- 2 ½ tasses de lait d'amande
- 1 demi-tasse de poudre de cacao
- 1 demi-tasse de miel
- 1/8 càc de sel
- 3 càs de maïzena
- 1 càc d'extrait de vanille

Préparation:

Dans une casserole, faire chauffer le lait d'amande, la poudre de cacao, le miel et le sel. Utiliser un fouet pour remuer de temps en temps. Faire bouillir légèrement mais ne pas porter à complète ébullition. Ajouter ensuite la maïzena et mélanger. Laisser mijoter jusqu'à obtenir un mélange épais. Ajouter l'extrait de vanille. Remuer et retirer du feu.
Verser dans des tasses et laisser refroidir.

Apport nutritionnel par portion :

Portions: 4 • Portion: 193 g

Calories : 489

Total de matières grasses 37,2 g, Cholestérol 0 mg

Sodium 99 mg, potassium 666 mg

Hydrates de carbone totaux 44,8 g, sucres 30,3 g

Protéine 5.4 g

Vitamine A 0% • Vitamine C 7% • Calcium 4% • Fer 23%

6. Bok choy dans sa sauce aux huîtres et à l'ail

Le Bok choy est un célèbre chou chinois, riche en vitamines C, A, en calcium et en fibres. Il contient également une quantité élevée de bêta-carotène et de caroténoïdes tels que la lutéine. Il fournit du potassium, qui est bon les muscles et les fonctions nerveuses, et contient de la vitamine B6, bon pour le métabolisme des graisses, des glucides et des protéines.

Ingrédients:

- 1 càs d'ail
- 1 càs d'huile végétale
- 2 càs de sauce aux huîtres
- 3 tasses de Bok Choy, découpé

Préparation:

Faire frire l'ail dans une poêle avec l'huile. Ajouter les choux et la sauce aux huîtres. Mélanger et couvrir. Laisser cuire 3 à 4 minutes, jusqu'à ce que le chou devienne vert foncé.

Apport nutritionnel par portion :

Portions: 1 • Poids de la portion: 30 g

Calories 137

Total des graisses 13. 7g, cholestérol 0 mg

Sodium 220 mg, potassium 38 mg

Glucides totaux 3,6 g, sucres 0 g

Protéine 0,6 g

Vitamine A 0% • Vitamine C 2% • Calcium 4% • Fer 1%

7.   Soupe à la tomate et au gombo

Le gombo contient une grande quantité de fibres, de folates, de vitamines A, B6, C et de minéraux qui sont essentiels pour le corps. Une tasse de gombo fournit 8% de portion journalière de calcium nécessaire. Il est également riche en manganèse qui fournit une meilleure absorption du calcium et du phosphore.

Ingrédients:

- 1 tasse de combo
- 2 boîtes de purée de tomate de 400g
- 1 càs d'ail
- ¾ tasse de poivron rouge
- 1 oignon
- 1 càs de thym frais
- 1 càs d'huile d'olive
- 3 tasses de bouillon de poulet
- Sel et poivre

Préparation:

À feu moyen, faire revenir l'ail et l'oignon. Ajouter le poivron. Verser la purée de tomate et le bouillon de poulet. Laisser mijoter pendant 5 minutes. Ajouter les gombos et laisser mijoter encore 5 minutes. Ajouter le sel et le poivre et garnir de thym frais.

Apport nutritionnel par portion :

Portions: 5 • Poids de la portion: 365 g

Calories 111

Graisse totale 4,1 g, Cholestérol 0 mg

Sodium 1300 mg, potassium 786 mg

Total de glucides 14,4 g, sucres 9,1 g

Protéine 6,0 g

Vitamine A 23% • Vitamine C 60% • Calcium 6% • Fer 16%

8.   Soupe au brocoli crémeuse

Le brocoli est le deuxième légume qui contient le plus de calcium. Une tasse de brocoli contient plus de 40 mg de calcium. C'est également une grande source de fibres, de vitamines C, B6, A, de fer, de phosphore, de potassium, de sélénium, de riboflavine et d'autres minéraux qui font de ce légume un super aliment.

Ingrédients:

- 3 tasses de brocoli
- 2 càs d'oignon
- 1 demi-tasse de céleri découpé
- 3 tasses de bouillon de poulet
- 1 càs d'ail
- 1 càs d'huile d'olive
- ¼ tasse de poireaux
- 1 tasse de lait faible en matières grasses
- 1/8 càc de persil
- 1/8 càc de thym
- 1 càs de feuille de laurier
- 1/8 càc de sel
- 1/8 càc de poivre

- 1 demi-tasse de croûtons

Préparation:

À feu moyen, faire revenir les oignons, l'ail, les poireaux et le céleri dans l'huile d'olive. Ajouter ensuite les brocolis puis verser le bouillon de poulet. Réduire à feu doux, couvrir et laisser cuire jusqu'à ce que le brocoli devienne mou. Retirer du feu et laisser refroidir. Verser dans un robot et mettre toutes les épices. Mixer. Servir avec des croûtons.

<u>Apport nutritionnel par portion :</u>

Portions: 4 • Poids de la portion: 353 g

Calories 145

Total des Graisses 5.3g, Cholestérol 11mg

Sodium 789mg, potassium 558mg

Glucides totaux 16,1 g, sucres 5,4 g

Protéines 8,9 g

Vitamine A 16% • Vitamine C 105% • Calcium 14% • Fer 9%

9. Morue avec une vinaigrette au romarin et des haricots verts

Les haricots verts sont riches en fer, folate, riboflavine, vitamines A, C, K, magnésium et potassium. Un régime riche en vitamine K est nécessaire pour les risques de fracture osseuse, car il améliore l'absorption du calcium et réduit l'excrétion urinaire de calcium.

Ingrédients:

- 4 filets de morue
- 2 tasses d'haricots verts, coupés en deux
- 2 oignons doux
- 1 tasse de tomates cerise, percées avec une fourchette
- 2 càs d'huile d'olive
- Sel et poivre

Pour la vinaigrette au romarin :

- 2/3 càs d'huile d'olive
- 1/3 tasse de jus de citron
- 1 càc de zeste de citron
- 1 càs de romarin

- 1 càs de persil

- 1 càs d'ail

- 3 càc de moutarde de Dijon

- 2 càc de miel

- ½ càc de poivre noir

- Sel

Préparation:

Pour la vinaigrette, laver deux citrons et préparer le zeste et le jus. Dans un petit bol, mélanger le zeste de citron, le jus de citron, la moutarde, le miel, le romarin, le persil, l'ail et le poivre noir. Fouetter rapidement. Verser lentement l'huile d'olive. Bien mélanger jusqu'à ce que la consistance devienne légèrement crémeuse. Pour finis, saler.

Dans une poêle, chauffer l'huile d'olive à feu vif. Placer la morue et laisser cuire pendant 2 à 3 minutes, jusqu'à ce que la croûte devienne dorée.

Retourner ensuite le poisson de l'autre côté et laisser cuire pendant encore 3 minutes. Retirer du feu et mettre de côté.

Dans la même poêle, à feu moyen, faire frire les oignons et les tomates (qui ont été percé pour permettre aux jus de sortir). Ajouter les haricots verts et laisser cuire jusqu'à ce qu'ils soient tendres mais un peu croustillants. Mettre les légumes dans une assiette. Ajouter la morue, verser la vinaigrette au romarin et déguster!

Apport nutritionnel par portion :

Portions: 4 • Poids par portion: 204 g

Calories 356

Total des graisses 34.1 g, Cholestérol 0mg

Sodium 91 mg, potassium 336 mg

Glucides totaux 15,5 g, sucres 7,2 g

Protéines 2,4 g

Vitamine A 17% • Vitamine C 37% • Calcium 6% • Fer 7%

10.   Sardines en conserve

Manger les arrêtes du poisson est un excellent choix si vous voulez un aliment riche en calcium. Les sardines en conserve apportent également des Omégas 3, 6, 9 ainsi que des vitamines D essentiels pour les os.

Ingrédients:

- 1 boite de sardines espagnoles
- 1 càs d'ail
- 250g de pâte crues

Préparation:

Faire cuire les pâtes dans de l'eau salée, jusqu'à avoir des pâtes al dente. Retirer du feu et égoutter. Servir dans une assiette.

Frire l'ail à feu moyen. Ajouter les sardines et laisser cuire pendant 2 à 3 minutes. Retirer du feu et ajouter à l'assiette. Savourer !

Apport nutritionnel par portion :

Portions: 2 • Poids par portion: 135 g

Calories 379

Graisse totale 3,6 g, Cholestérol 100 mg

Sodium 64mg, potassium 264mg

Glucides totaux 69,8 g, sucres 0 g

Protéines 15,9 g

Vitamine A 1% • Vitamine C 7% • Calcium 2% • Fer 26%

11. Poulet frit et chou cavalier

Le chou cavalier est une excellente source de calcium, de fibres, ainsi que de vitamines A et C. Il est faible en graisses et en sodium, et permet de purifier le corps.

Ingrédients:

- 300g de blancs de poulet, découpé en lamelles
- 2 càs d'ail écrasé
- 1 sachet de chou cavalier congelé et découpé
- 2 càs d'huile d'olive
- Sel, poivre
- 1 demi-tasse de vinaigre de cidre

Préparation:

Faire frire le poulet avec l'ail et l'huile d'olive, à feu moyen. Ajouter ensuite le chou cavalier. Laisser cuire. Verser le vinaigre de cidre. Saler, poivrer. Laisser cuire encore 2 minutes supplémentaires. Retirer de feu et servir.

Apport nutritionnel par portion :

Portions: 3 • Poids par portion: 216 g

Calories 278

Total de matières grasses 13,3 g, cholestérol 86 mg

Sodium 128 mg, potassium 306 mg

Total de glucides 5,6 g, sucres 0 g

Protéines 33,8 g

Vitamine A 40% • Vitamine C 33% • Calcium 9% • Fer 8%

12. Poulet cuit et épinards dans sa sauce béchamel aux champignons

Une tasse d'épinards contient environ 300mg de calcium ainsi que d'autres vitamines, minéraux et nutriments. Cependant, il est important de savoir que la consommation accrue d'épinards est néfaste à l'absorption du calcium en raison des quantités élevées d'oxalate qu'il contient.

Ingrédients:

- 2 escalopes de poulet
- 2 tasses d'épinards
- 1 càs d'ail écrasé
- 1 càs d'oignon découpé
- Pour la sauce béchamel :
- 2 càs d'huile d'olive
- 4 ½ càs de farine
- 3 tasses de lait faible en matières grasses
- 1 demi-tasse de champignons découpés finement
- 1 càc de sel
- 1/8 càc de noix de muscade
- 1/8 càc de poivre

Préparation:

Dans une petite casserole, verser le lait et le réchauffer à feu doux. Ne pas faire bouillir. Retirer du feu.

Dans une autre casserole chauffée à feu moyen, ajouter l'huile d'olive puis la farine. Remuer jusqu'à ce que le mélange devienne lisse. Laisser encore 5 minutes puis baisser la température. Verser lentement la moitié du lait et mélanger. Fouetter lentement le lait restant. Ajouter les champignons. Remuer pendant environ 3 minutes ou jusqu'à ce que la sauce soit épaisse et crémeuse. Assaisonner la sauce béchamel avec la muscade, le sel et le poivre.

Dans une grande casserole, faire cuire à feu moyen l'ail et l'oignon. Ajouter le poulet et laisser cuire pendant 5 minutes ou jusqu'à ce que le tout soit légèrement doré. Retourner de l'autre côté les morceaux de poulet et laisser cuire pendant encore 5 minutes. Ajouter les épinards et laisser cuire. Servir dans une assiette et verser la sauce béchamel dessus.

Apport nutritionnel par portion :

Portions: 4 • Poids par portion: 315 g

Calories 311

Graisse totale 10,8 g, Cholestérol 98 mg

Sodium 815 mg, potassium 629 mg

Glucides totaux 17,7 g, sucres 9,9 g

Protéines 35,6 g

Vitamine A 39% • Vitamine C 9% • Calcium 25% • Fer 13%

13. Pâtes crémeuses aux crevettes et artichaut

Les artichauts sont riches en fibres, magnésium, potassium, fer, Vitamines A, C, B3 et B9. Un artichaut contient 7% d'apport journalier en calcium requis.

Ingrédients:

- 250g de pâtes crues
- 3 tasses de lait faible en matières grasses
- 3 càs de farine
- 1 tasse de bouillon de poulet
- 1 boîte de cœurs d'artichauts, égouttés et coupés en deux
- 1 tasse de cheddar râpé
- 1 demi-tasse de crevettes décortiquées
- Sel et poivre
- 1 càs d'huile d'olive extra vierge
- Du persil pour le dressage

Préparation:

Faire bouillir les pâtes à feu moyen dans de l'eau salée, jusqu'à ce qu'elles deviennent al dente. Retirer du feu et mettre dans une assiette.

Dans une casserole, faire revenir l'oignon et les crevettes

à feu moyen. Ajouter les cœurs d'artichauts et laisser cuire 1 à 2 minutes de plus. Verser ensuite le bouillon de poulet et laisser mijoter.

Dans un bol, mélanger le lait, la farine, le fromage et le poivre. Verser le mélange dans la casserole et mélanger. Cuire à feu doux jusqu'à ce que la sauce devienne épaisse. Verser sur les pâtes. Garnir avec du persil.

Apport nutritionnel par portion :

Portions: 5 • Poids de la portion: 297 g

Calories 333

Graisse totale 10,4 g, Cholestérol 68 mg

Sodium 395 mg, potassium 473 mg

Total hydrates de carbone 41,4 g, sucres 8,1 g

Protéines 18,5 g

Vitamine A 11% • Vitamine C 5% • Calcium 36% • Fer 14%

14. Gratin de pommes de terre et choux de Bruxelles

Une tasse de choux de Bruxelles contient 37mg de calcium. Ils sont riches en fibres, potassium, thiamine, vitamines A, B6 et C.

Ingrédients:

- 1 tasse de choux de Bruxelles, découpés
- 3 grandes pommes de terre découpées finement
- 2 tasses de cheddar râpé
- 3 càs d'huile d'olive
- 1 càs d'oignon découpé
- 1 càc de sel
- ½ càc de thym
- 1/8 càc de poivre
- 1 càs de persil découpé

Préparation:

Préchauffer le four à 200°C. Graisser un moule.

Déposer les rondelles de pommes de terre dans le moule puis laisser de côté.

Dans une petite casserole, chauffer l'huile d'olive à feu moyen. Ajouter l'oignon, le sel, le poivre, le thym et les

choux de Bruxelles découpés en morceaux. Laisser cuire.
Retirer du feu et verser le mélange de choux de Bruxelles
sur les pommes de terre jusqu'à ce que les pommes de
terre soient complètement recouvertes.

Couvrir le plat de cuisson avec du papier aluminium et
laisser cuire au four pendant 45 minutes.

Saupoudrer de fromage et de persil jusqu'à ce que les
pommes de terre et les choux de Bruxelles soient
complètement recouverts.

Cuire à nouveau, sans papier aluminium, pendant 15
minutes ou jusqu'à ce que le fromage devienne fondu.

Apport nutritionnel par portion :

Portions: 5 • Poids par portion: 297 g

Calories 405

Graisse totale 22,2 g, Cholestérol 66 mg

Sodium 813 mg, potassium 1024 mg

Hydrates de carbone totaux 37,3 g, sucres 3,3 g

Protéines 15,7 g

Vitamine A 18% •Vitamine C 100%•Calcium 36% •Fer 10%

15. Moules parfumées à l'ail accompagnées d'asperges

Une tasse d'asperges contient 32,2 mg de calcium. Dans une asperge crue, la teneur en calcium est de 3 mg. Les asperges contiennent des phyto nutriments anti-inflammatoires, mais également des nutriments antioxydants, dont la vitamine C, le bêta-carotène, la vitamine E et les minéraux du zinc, du manganèse et du sélénium.

Ingrédients:

- 1,3kg de moules fraîches rincées et nettoyées
- 2 tasses d'asperges
- 2 càs d'ail
- 3 càs de basilic
- 2 càs d'oignons verts
- 2 càs de sauce de poisson
- ¼ tasse d'huile d'olive
- Poivre

Préparation:

Faire revenir l'ail dans l'huile d'olive, à feu vif. Ajouter les moules et les asperges. Faire sauter jusqu'à ce que les coquilles des moules commencent à s'ouvrir et que les asperges deviennent légèrement croustillantes. Cela peut prendre environ 7 minutes. Verser la sauce de poisson. Jeter les moules qui ne se sont pas ouvertes. Ajouter ensuite le basilic et l'oignon. Continuer à mélanger pendant environ une minute, puis poivrer. Retirer du feu et servir dans une assiette.

Apport nutritionnel par portion :

Portions: 5 • Poids par portion: 352 g

Calories 335

Total de matières grasses 15,4 g, cholestérol 101 mg

Sodium 1402mg, potassium 1028mg

Glucides totaux 13,7 g, sucres 1,4 g

Protéines 34,3 g

Vitamine A 25% • Vitamine C 44% • Calcium 10% •Fer 67%

16.   Salade de fruit à la noix de coco crémeuse

Les noix de coco sont très bonnes pour la santé. Elles sont riches en vitamines C, E, B1, B3, B5, B6, en fibres alimentaires et en minéraux comme le calcium, le magnésium, le phosphore, le fer, le sélénium et le sodium. Cela peut être un bon substitut au lait de vache car le lait de coco ne contient pas de lactose. Il contient également une quantité importante de graisse et d'acide aurique qui a des propriétés antibactériennes et antivirales.

Ingrédients:

- 1 tasse de noix de coco râpé
- 1 demi-tasse de fraises coupées en deux
- 1 demi-tasse de raisins
- 1 demi-tasse de baies
- 1 demi-tasse de pommes découpées en cubes
- 1 demi-tasse d'ananas découpé en cubes
- 1 kiwi découpé
- 400g de lait concentré sucré
- 400g de lait évaporé

Préparation:

Bien laver les fruits. Découper les fruits. Mettre tous les ingrédients dans un large saladier. Mélanger et déguster !

Apport nutritionnel par portion :

Portions: 5 • Poids par portion: 257 g

Calories 463

Graisse totale 18.6g, Cholestérol 50mg

Sodium 191mg, potassium 742mg

Glucides totaux 64,7 g, sucres 60,3 g

Protéines 12,9 g

Vitamine A 9% • Vitamine C 64% • Calcium 45% • Fer 17%

17. Soupe de doubeurre crémeuse

La doubeurre est l'une des variétés les plus courantes des courges d'hiver. Une doubeurre fournit 43,7% de vitamine A, 52% de vitamine C, 10% ou plus de vitamine E, 7% de calcium et 5% de fer (apports journaliers). Elle contient également de la vitamine B6, du magnésium, de la niacine, de la thiamine, du folate, de l'acide pantothénique et du manganèse. Elle permet de baisser la tension artérielle, prévenir l'asthme, gérer le diabète, prévenir le cancer et de favoriser la santé de la peau et les cheveux.

Ingrédients:

- 3 tasses de doubeurre découpées en cubes
- 1 càs d'ail
- ¼ tasse de gingembre frais, découpé
- 1 càs d'oignon en cubes
- 2 càs d'huile d'olive
- 2 tasses de bouillon de poulet
- 1 demi-tasse de crème épaisse
- Sel et poivre

Préparation:

Faire revenir l'ail, le gingembre et l'oignon dans l'huile d'olive à feu moyen. Ajouter la doubeurre et remuer pendant environ une minute ou deux. Verser le bouillon de poulet et laisser porter à ébullition. Baisser à feu doux et laisser mijoter jusqu'à ce que la courge devienne tendre. Laisser refroidir, ajouter la crème épaisse, saler et poivrer. Déguster!

Apport nutritionnel par portion :

Portions: 3 • Poids par portion: 346 g

Calories 249

Graisse totale 17.7g, Cholestérol 27mg

Sodium 525mg, potassium 631mg

Glucides totaux 23,8 g, sucres 4,0 g

Protéines 3,1 g

Vitamine A 304% • Vitamine C 52% • Calcium 10% • Fer 11%

18. Sandwich à la dinde fondante et aux œufs frits avec avocat

Une tasse de purée d'avocat contient 27,6 mg de calcium et 7 mg de fibres. L'avocat contient également une quantité importante d'acides gras, de protéines et de vitamine K, qui travaille avec la vitamine D pour aider à réguler les ostéoclastes. Elle contient de la vitamine C, cruciale pour la production de collagène, une protéine qui favorise la santé des os et du cartilage.

Ingrédients:

- 2 tranches de pain complet
- 1 càs d'avocat en purée
- 1 œuf frit
- 70g de dinde coupée en petits morceaux
- ½ càc de mayonnaise
- 1 tranche de gruyère

Préparation:

Dans un petit bol, mélanger la dinde avec la mayonnaise. Laisser de côté.

Etaler la purée d'avocat sur les tranches de pain. Ajouter l'œuf, la dinde et le fromage. Fermer le sandwich avec l'autre tranche de pain et déguster !

Apport nutritionnel par portion :

Portions: 1 • Poids par portion: 116 g

Calories 294

Graisse totale 23,4 g, Cholestérol 226 mg

Sodium 562 mg, potassium 208 mg

Glucides totaux 2,3g, sucres g

Protéines 18,8 g

Vitamine A 13% • Vitamine C 3% • Calcium 32% • Fer 7%

19.   Bœuf dans une soupe de tomate et céleri

Deux tasses de céleri peuvent contenir 81g de calcium. Le céleri contient un polysaccharide unique non amylacé, qui est responsable de sa propriété anti-inflammatoire. Il est également riche en antioxydants comme la vitamine C et les flavonoïdes.

Ingrédients:

- 1 tasse de céleri découpé
- 200g de viande hachée de bœuf
- 1 oignon émincé
- 2 tasses de bouillon de légume
- 2 boîtes de 400g de tomates pelées
- 1 càs de basilic

Préparation:

Faire revenir le céleri et l'oignon dans l'huile d'olive à feux moyen. Ajouter la viande hachée et laisser cuire. Verser les tomates pelées et le bouillon de légumes. Remuer et laisser mijoter pendant 5 minutes.

Apport nutritionnel par portion :

Portions: 2 • Poids par portion: 207g

Calories 216

Total des graisses 6.4g, cholestérol 89mg

Sodium 109 mg, potassium 618 mg

Glucides totaux 6,7 g, sucres3,0 g

Protéines 31,1 g

Vitamine A 6% • Vitamine C 9% • Calcium 4% • Fer 106%

20. Poulet cuit aux herbes accompagné de poireaux

Une tasse de poireau contient 52,5 mg de calcium. Il est composé de flavonoïdes et de nutriments contenant du soufre, appelé allium, qui sont connus pour leurs propriétés antioxydants qui protègent contre les maladies cardiaques et le cancer.

Ingrédients:

- 6 bâtonnets de poulet
- 2 càs d'ail
- 2 càs d'oignon
- 1 tasse de poireaux
- 1 tasse de carottes
- 2 càs de farine
- 1 càs de thym
- 1 càs de persil
- 1 demi-tasse d'huile d'olive
- 1 demi-tasse de vin blanc

Préparation:

Préchauffer le four à 190°C.

Dans un plat de cuisson, mélanger l'ail, les oignons, les poireaux, les carottes, le thym et le persil, puis ajouter l'huile d'olive. Saler et poivrer.

Badigeonner légèrement les cuisses de poulet avec de l'huile d'olive et assaisonner avec le thym, le sel et le poivre. Poser les morceaux de poulet sur les légumes. Verser le vin blanc. Laisser cuire au four pendant environ 35 à 40 minutes.

Apport nutritionnel par portion :

Portions: 2 • Poids par portion: 234 g

Calories 568

Graisse totale 50.7 g, Cholestérol 0mg

Sodium 52mg, potassium 359mg

Glucides totaux 21,2 g, sucres 5,4 g

Protéines 2,3 g

Vitamine A 203% • Vitamine C 21% • Calcium 8% • Fer 19%

21. Cookies chocolat-amandes aux flocons d'avoine et aux graines de citrouille

Une tasse de graines de citrouille contient 35,2 mg de calcium et 262 mg de magnésium. Les graines de citrouille sont une source de vitamine B-complexe, de thiamine, de niacine, de folates et d'acide pantothénique. Le composant chimique L-tryptophane contribue également à réguler l'humeur.

Ingrédients:

- 1 ½ tasses de purée de graines de citrouille
- 1 demi-tasse de pâte d'amande
- 1 tasse d'huile d'olive
- 2 càs d'huile d'olive extra vierge
- 2 tasses de miel
- 1 jaune d'œuf
- 1 càc d'extrait de vanille
- 1 ¼ tasses de farine
- ½ càc de sel
- 1 càc de bicarbonate de soude
- 3 tasses de flocons d'avoine
- 1 tasse de poudre de cacao

Préparation:

Pour la purée de graines de citrouille, rôtir les graines dans de l'huile d'olive vierge extra à feu moyen pendant 15 à 25 minutes. Remuer toutes les 10 minutes. Après cuisson, laisser refroidir et verser dans un robot. Mixer pendant 5 minutes jusqu'à ce que la pâte devienne lisse.

Préchauffer le four à 170°C.

À l'aide d'un batteur électrique, battre l'huile d'olive, le miel, la pâte d'amande et la purée de graines de citrouille pendant environ 7 minutes. Ajouter le jaune d'œuf et l'extrait de vanille. Continuer de mixer le mélange, jusqu'à obtenir une pâte lisse. Dans un autre bol, mélanger les flocons d'avoine, la farine, le sel, le bicarbonate de soude et la poudre de cacao. Ajouter lentement 1/3 du mélange sec au mélange humide. Mélanger avec les mains sans trop insister. Continuer à ajouter le 1/3 suivant, et terminer en remuant avec le 1/3 restant. Former des biscuits à l'aide d'une cuillère à soupe et placer-les sur une plaque à biscuits antiadhésive. Cuire les biscuits pendant 10 à 12 minutes ou jusqu'à ce que les bords soient légèrement bruns.

Apport nutritionnel par portion :

Portions: 12 • Poids par portion: 97 g

Calories 461

Graisse totale 29,7 g, Cholestérol 18 mg

Sodium 209mg, potassium 394mg

Hydrates de carbone totaux 47,7 g, sucres 29,8 g

Protéines 8.1g

Vitamine A 11% • Vitamine C 1% • Calcium 6% • Fer 26%

22. Poulet glacé au miel et à l'orange

Une tasse de jus d'orange contient 27,3 mg de calcium, et le fruit de taille moyenne contient 65 mg. Une étude publiée dans le « Nutrition Research » en août 2005 a révélé que la consommation du calcium dans le lait sans matières grasses et dans un jus d'orange riche en calcium, contenaient pratiquement la même teneur en calcium (35% et 36%, respectivement.

Ingrédients:

- 2 tasses de poulet découpé en cubes
- 2 oranges pressées
- ¼ tasse de sauce de poisson
- 1 demi-tasse de miel
- 1 càs d'ail écrasé
- 1 càs de gingembre écrasé
- 1 càs de poireau
- 1/8 càc de poivre
- 1 tasse de riz thaï

Préparation:

Dans une poêle à feu moyen mettre le poulet, le miel, le jus d'orange, la sauce de poisson, l'ail, le gingembre et le poivre. Cuire et remuer jusqu'à ce que le poulet soit bien cuit, soit environ 20 minutes. Ajouter le poireau, remuer et laisser cuire une minute de plus, avant de retirer du feu. Déguster avec une tasse de riz.

Apport nutritionnel par portion :

Portions: 4 • Poids par portion: 201 g

Calories 343

Graisse totale 0,1 g, Cholestérol 0 mg

Sodium 1392mg, potassium 252mg

Glucides totaux 83,3 g, sucres 44,1 g

Protéines 5.1g

Vitamine A 5% • Vitamine C 83% • Calcium 5% • Fer 11%

23.   Muffin rouge aux graines de tournesol

Une tasse de graines de tournesol contient environ 400 mg de calcium. Elles contiennent également des protéines, des fibres alimentaires et des graisses mono et poly insaturées. N'oublions pas qu'elles sont riches en potassium, magnésium et sélénium.

Ingrédients:

- 1 demi-tasse de graines de tournesol
- ¼ tasse d'huile d'olive
- 1 tasse de miel
- 1 œuf
- 1 ¼ càs de poudre de cacao
- 1 càc de colorant alimentaire rouge
- 1 ¼ tasses de farine
- ½ càc de sel
- 1 càc d'extrait de vanille
- 1 demi-tasse de lait
- ½ càs de vinaigre
- 2 càs d'eau
- ½ càc de jus de citron
- ½ càc de bicarbonate de soude

Pour le glaçage au fromage à la crème :

- 30g de fromage à la crème
- ¼ tasse d'huile d'olive
- ¾ càc de stevia
- ½ càc d'extrait de vanille

Préparation:

Préchauffer le four à 160°C.

À l'aide d'un batteur électrique, mélanger le miel et l'huile d'olive. Ajouter l'œuf et bien mélanger. Dans un petit bol, mélanger la poudre de cacao et la coloration alimentaire rouge. Verser ce mélange dans le bol contenant l'huile d'olive et le mélange de miel. Tamiser la farine et le sel. Mettre dans le bol et mélanger. Ajouter la vanille, le lait, le vinaigre et l'eau dans le bol. Dans un autre bol, mélanger le jus de citron et le bicarbonate de soude avant de les transférer dans le bol avec la pâte. Verser la pâte uniformément dans les moules à muffin. Cuire au four pendant 25 minutes.

Pour faire le glaçage au fromage à la crème, mélanger tous les ingrédients à l'aide d'un batteur électrique. Étaler sur les muffins refroidis.

Apport nutritionnel par portion :

Portions: 6 • Poids par portion: 153 g

Calories 526

Graisse totale 25,2 g, Cholestérol 90 mg

Sodium 496mg, potassium 151mg

Total de glucides 71,2 g, sucres 49,4 g

Protéines 6.9g

Vitamine A 15% • Vitamine C 1% • Calcium 6% • Fer 11%

24.   Crumble aux pommes, parfumé à la cannelle

La cannelle ralentit la décomposition des os et empêche la perte osseuse ostéoporotique. Une cuillère à soupe de cannelle contient environ 78,2 mg de calcium. La cannelle est également riche en fibres et en manganèse.

Ingrédients:

- 6 pommes découpées en dés
- 2/3 tasse de farine
- 2/3 tasse de miel
- 1 càc de sel
- 1 càs de cannelle
- 6 càs d'huile d'olive
- 1 càs d'huile d'olive

Préparation:

Préchauffer le four à 170°C et graisser un moule avec de l'huile d'olive.

Mettre les morceaux de pomme dans le moule.

Pour faire la pâte du crumble, dans un saladier, mettre la farine, le miel, le sel et la cannelle. Ajouter l'huile d'olive. Mélanger avec les mains afin d'avoir un mélange sablé. Ne pas beaucoup mélanger.

Mettre la pâte sur les pommes en couvrant complètement le moule. Mettre au four pendant 45 minutes, ne pas dépasser 1 heure de cuisson. Sortir du four dès que la pâte devient dorée.

Apport nutritionnel par portion :

Portions: 8 • Poids par portion: 173 g

Calories 248

Graisse totale 10,7 g, Cholestérol 23 mg

Sodium 356mg, potassium 176mg

Glucides totaux 39,4 g, sucres 26,0 g

Protéines 1,6 g

Vitamine A 5% • Vitamine C 17% • Calcium 2% • Fer 7%

25. Salade de poulet aux champignons et avec une vinaigrette aux graines de sésame

Les graines de sésame constituent une excellente source de magnésium, de cuivre, de calcium, de phosphore, de fer, de zinc, de molybdène et de sélénium. Une cuillère à soupe de graines de sésame contient 37 mg de calcium. Le zinc quant à lui, contribue à augmenter la densité minérale osseuse.

Ingrédients:

- 1 càs de graines de sésame rôties, en poudre
- 1 demi-tasse de blancs de poulet découpés en dés
- 1 tête de laitue romaine
- 1 tasse d'épinards
- ¾ tasse de champignons hachés finement
- 1 demi-tasse de tomates découpées
- 1 càs d'oignon découpé
- 1 càs d'huile d'olive
- Sel et poivre

Pour la vinaigrette :

- ½ càs d'huile de sésame
- ½ càs d'huile d'olive

- 1 demi-tasse de dashi

- 1/3 tasse de sauce au poisson

- 2 càs de miel

Préparation:

Dans un petit bol, faire la vinaigrette en mélangeant l'huile de sésame, l'huile d'olive, le dashi, la sauce au poisson et le miel.

Dans un saladier, mélanger tous les légumes. Assaisonner les champignons et le poulet avec du sel et du poivre et faire cuire l'ensemble dans de l'huile d'olive à feu moyen. Retirer du feu et ajouter à la salade.

Arroser le tout de graines de sésame et déguster !

<u>Apport nutritionnel par portion :</u>

Portions: 2 • Poids par portion: 395 g

Calories 371

Graisse totale 21.5g, Cholestérol 31mg

Sodium 2580mg, potassium 710mg

Glucides totaux 32,5 g, sucres 17,8 g

Protéines 16,9 g

Vitamine A 36% • Vitamine C 30% • Calcium 13% • Fer 43%

26. Sandwich au bœuf rôti et au cresson

Le cresson est connu pour nettoyer le sang. Il contient plus de fer que les épinards, plus de vitamine C que les oranges, et plus de calcium qu'un verre de lait. Il peut également inhiber les carcinogènes et contient des phyto nutriments qui aident à prévenir la maladie.

Ingrédients:

- 85g de tranches de rôti de bœuf
- 1 càs d'huile d'olive
- 1 grand oignon, coupé en rondelles
- 1/8 càc d'ail en poudre
- Sel et poivre
- ¼ tasse de cresson
- 1 baguette française
- 113g de fromage provolone

Préparation:

Badigeonner légèrement le bœuf avec de l'huile d'olive et assaisonner avec de la poudre d'ail, le sel et le poivre.
Faire griller dans un four à 130°C pendant 10 minutes.
À feu moyen, faire revenir l'oignon dans l'huile d'olive.
Assaisonner ensuite avec du sel et du poivre.
Coupez la baguette française en deux. Mettre les tranches

de rôti de bœuf sur le pain, suivi d'une couche de cresson puis d'oignon caramélisé. Finir avec le fromage. Faire griller pendant 2 minutes jusqu'à ce que le fromage fonde. Servir et déguster!

Apport nutritionnel par portion :

Portions: 2 • Poids par portion: 214g

Calories 281

Total des matières grasses 17,6 g, cholestérol 39 mg

Sodium 505mg, potassium 308mg

Total hydrates de carbone 15,4 g, sucres 6,7 g

Protéine 16,3 g

Vitamine A 11% • Vitamine C 21% • Calcium 46% • Fer 4%

27. Poulet au curry et papaye verte

La papaye est riche en vitamine C ce qui permet d'éliminer les radicaux libres du corps, de stimuler le système immunitaire. C'est également un anti-inflammatoire. La papaye est d'autre part, riche en vitamine K ce qui aide à absorber le calcium et à réduire l'excrétion de calcium dans l'urine.

Ingrédients:

- 500g de blancs de poulet, découpés en lamelles
- 2 tasses de papaye verte, coupées en deux
- 2 càc de curry en poudre
- 2 càs d'huile végétale
- 1 oignon haché finement
- 2 càs d'ail écrasé
- 1 càs de gingembre
- 2 tasses de bouillon de poulet
- 2 tasses de lait de coco
- 1 tasse de riz thaï cuit

Préparation:

Faire revenir l'ail à feu moyen. Ajouter le curry et le poulet. Laisser cuire pendant environ 5 à 7 minutes.

Ajouter la papaye, le bouillon de poulet et le lait de coco. Baisser à feu doux et laisser mijoter jusqu'à ce que la sauce devienne crémeuse, soit environ 10 minutes. Saler et poivrer. Servir avec du riz.

Apport nutritionnel par portion :

Portions: 6 • Poids par portion: 301 g

Calories 519

Total des graisses 30.4g, Cholestérol 74mg

Sodium 340mg, potassium 542mg

Glucides totaux 32,4 g, sucres 3,8 g

Protéines 30,1 g

Vitamine A 1% • Vitamine C 8% • Calcium 4% • Fer 21%

28.   Crème dory et bette à carde

La bette à carde est excellente pour les os en raison du calcium, du magnésium et de la vitamine K qu'elle contient. La vitamine K1 en particulier, empêche l'activation excessive des cellules ostéo-cancéreuses, responsable de la décomposition des os. De plus, les bactéries amies présentes dans les intestins transforment la vitamine K1 en vitamine K2, ce qui active une protéine non collagène de l'os.

Ingrédients:

- 1 càs d'huile d'olive
- 2 càs d'ail
- 4 filets de crème dory
- 12 tasses de feuilles de bettes à carde, coupées en 2
- 2 càs de jus de citron
- 2 càs d'huile d'olive
- 1/8 càc de sel
- 1/8 càc de poivre

Préparation:

Assaisonner les filets de poisson avec de l'huile d'olive, du sel et du poivre.

Dans une casserole, faire cuire l'ail dans l'huile d'olive à feu moyen. Ajouter les filets laisser cuire pendant environ 2 minutes de chaque côté. Ajouter le jus de citron, puis les feuilles de bette à carde et laisser cuire le tout pendant 4 minutes. Saler et poivrer.

Apport nutritionnel par portion :

Portions: 2 • Poids par portion: 262g

Calories 229

Graisse totale 20,5 g, Cholestérol 15 mg

Sodium 655mg, potassium 876mg

Glucides totaux 11,3 g, sucres 2,8 g

Protéines 4.6g

Vitamine A 268% • Vitamine C 124% • Calcium 13% • Fer 23%

29. Nouilles asiatiques sucrées au varech

Le varech absorbe de nombreux nutriments dans son environnement marin. C'est pourquoi il est très riche en vitamines, oligo-éléments, enzymes et minéraux. Le varech est connu pour avoir plus de calcium que le chou frisé ou encore le chou vert.

Ingrédients:

- 1 boîte de nouilles au varech
- ¼ tasse de tamari sans gluten
- 1 demi-tasse de bouillon de légume
- 1 càs de vinaigre de riz
- 1 càs d'huile de sésame
- 1 càs de graines de sésame
- 1 càc de maïzena
- 3 càs de miel
- 1 petit oignon découpé en dés
- ¼ tasse de poireaux découpés
- 1 càs d'ail écrasé
- ¼ tasse de gingembre râpé
- 1 demi-tasse de poivron vert découpé finement
- 1 tasse de cresson

- 1 demi-tasse de carotte

- 1 tasse de champignons découpés

Préparation:

Chauffer un wok à feu élevé. Faire revenir l'ail, les oignons, les poireaux et les poivrons pendant 3 minutes. Ajouter ensuite le gingembre, les carottes, le cresson et les champignons. Remuer et laisser cuire jusqu'à ce que les légumes deviennent tendres. Ajouter le tamari, bouillon de légumes, la maïzena, le miel, le vinaigre de riz et l'huile de sésame. Bien mélanger. Réduire à feu doux et remuer continuellement jusqu'à ce que la sauce s'épaississe, pendant environ 2 minutes. Mélanger avec les nouilles de varech et saupoudrer de graines de sésame. Déguster chaud !

Apport nutritionnel par portion :

Portions: 3 • Poids par portion: 324 g

Calories 256

Graisse totale 7,5 g, cholestérol 0 mg

Sodium1843 mg, potassium 512mg

Hydrates de carbone totaux 43,3 g, sucres 18,0 g

Protéines 8.1g

Vitamine A 80% • Vitamine C 56% • Calcium 24% • Fer 30%

30.   Gâteau à la banane

La banane est riche en glucides appelés Fructooligosaccharide, qui permettent d'augmenter la production d'enzymes digestives et de vitamines aidant à l'absorption de nutriments qui renforcent les os comme le calcium et le magnésium.

Ingrédients:

- 3 tasses de farine
- 2 2/3 tasses de mélasse
- 1 tasse d'huile d'olive
- 4 bananes écrasées
- ¼ tasse de lait
- 2 œufs
- 1 càc d'extrait de vanille

Préparation:

Préchauffer le four à 170°C.

Mélanger le miel et l'huile d'olive. Ecraser les bananes à l'aide d'un robot. Ajouter à l'huile d'olive et le miel. Dans un petit bol, battre les œufs. Verser dans le bol. Mélanger tous les ingrédients restants. Verser le mélange dans un moule graissé. Cuire au four pendant 40 minutes.

Apport nutritionnel par portion :

Portions: 12 • Poids par portion: 175 g

Calories 510

Graisse totale 16.7g, Cholestérol 28mg

Sodium 41mg, potassium 1255mg

Glucides totaux 87,7 g, sucres 45,7 g

Protéines 4.8g

Vitamine A 11% • Vitamine C 6% • Calcium17% • Fer 28%

31. Dinde au chou frisé et à la sauce aux noix

Une tasse de chou contient 1,062 mg de vitamine K, plus de 1 300% de la dose quotidienne recommandée. La vitamine K est importante pour le remodelage osseux. La vitamine K, associée à la vitamine D, régule la production des ostéoclastes.

Ingrédients:

- 450g de chou frisé
- 300g de dinde
- 1 càs d'ail écrasé
- 2 càs d'oignons découpés
- 1 càs d'huile d'olive
- Sel

Sauce aux noix :

- 1 tranche de baguette française, sans croûtons
- 1 demi-tasse de lait
- 3 tasses de noix
- 2 càs d'ail écrasé
- 2 càs d'oignon découpé
- 1 càs de paprika

- ¼ càc de piment de Cayenne

- 2 tasses de bouillon de dinde

- Sel

Préparation:

Faites bouillir la dinde pendant 2 à 3 heures à feu doux. Filtrer le bouillon et laisser de côté. Découper dinde et laisser de côté.

Faire cuire le chou frisé à la vapeur jusqu'à ce qu'il soit tendre, pendant environ 10 minutes. Bien égoutter.

Pour faire la sauce de noix, tremper le pain dans le lait. Mélanger le pain imbibé avec les noix, l'ail, l'oignon, le sel, le piment de Cayenne, le paprika et le bouillon de dinde. Bien mixer.

Dans une grande poêle, faire revenir l'ail dans l'huile d'olive à feu moyen. Ajouter le chou frisé et laisser cuire pendant environ 5 minutes. Ajouter la dinde. Remuer pendant un moment. Servir dans une assiette et verser la sauce aux noix. Déguster!

Apport nutritionnel par portion :

Portions: 10 • Poids par portion: 137 g

Calories 340

Graisse totale 25.5g, le cholestérol 24mg

Sodium 115mg, potassium 553mg

Glucides totaux 12,5 g, sucres 1,3 g

Protéines 20,2 g

Vitamine A 148% • Vitamine C 94% • Calcium 11% • Fer29%

32.   Crêpe au sirop d'érable et aux mûres

Tout comme les épinards, les prunes et les pommes, les mûres sont riches en flavonoïdes bio et en vitamine C. Sa couleur foncée montre qu'elle contient une grande quantité d'antioxydant. Elle contient également du calcium et du magnésium, ce qui aide à l'absorption du calcium et du potassium dans le corps. Le phosphore aide à réguler le calcium et à construire des os solides ainsi qu'un bon fonctionnement cellulaire.

Ingrédients:

- 1 demi-tasse de mûres
- 1 tasse de farine
- 2 œufs
- 1 tasse de lait
- ¼ tasse d'eau
- 4 càs d'huile d'olive
- 4 càs de sirop d'érable
- 1 demi-tasse de miel
- 1/8 càc de sel

Préparation:

Faire fondre les mûres et le sirop d'érable dans une petite casserole à feu moyen. Retirer du feu et mettre de côté. Fouetter les œufs et le sel. Ajouter lentement le lait et alterner avec la farine. Bien mélanger. Ajouter le miel et l'huile d'olive.

Graisser une poêle antiadhésive et chauffer à feu moyen. Déposer environ ¼ de tasse de pâte au milieu de la poêle. Étendre légèrement et uniformément en soulevant la poêle et en bougeant doucement votre main dans un mouvement circulaire pour tourbillonner la pâte. À l'aide d'une spatule, retournez doucement le crêpe de l'autre côté une fois qu'elle est cuite. Verser les mûres et le sirop d'érable au centre de la crêpe. Plier en deux et servir chaud dans une assiette.

Apport nutritionnel par portion :

Portions: 4 • Poids par portion: 163 g

Calories 330

Total des matières grasses 15,3 g, cholestérol 117 mg

Sodium 218mg, potassium 142mg

Glucides totaux 40,5 g, sucres 14,9 g

Protéines 8.1g

Vitamine A 10% • Vitamine C 0% • Calcium 11% • Fer 12%

33. Soupe de navets verts

Les navets verts sont riches en folate, antioxydants et en calcium. Son goût amer est lié à la présence de calcium sous des formes variées telles que le chlorure de calcium, le sulfate de calcium, le lactate de calcium, etc…

Ingrédients:

- 1 càc d'huile végétale
- 450g de saucisses fumées, découpées finement
- 4 càs d'oignon découpé
- 5 tasses de bouillon de poulet
- 2 boîtes de 500g de navets verts
- 2 boîtes de 350g d'haricots blancs
- 1 boîte de velouté de légume
- 1 càc de sauce piquante
- 1 càc d'ail en poudre
- Sel et poivre

Préparation:

Dans une poêle chauffée à feu moyen, faire légèrement dorer les saucisses dans de l'huile végétale. Ajouter tous les autres ingrédients et laisser mijoter pendant environ 30 minutes. Servir chaud et déguster!

Apport nutritionnel par portion :

Portions: 12 • Poids par portion: 311 g

Calories 400

Graisse totale 12.5g, Cholestérol 32mg

Sodium 655mg, potassium 1414mg

Hydrates de carbone totaux 47,3 g, sucres 2,7 g

Protéines 26,5 g

Vitamine A 219% • Vitamine C 100% • Calcium 28% • Fer 40%

34. Pain à la banane, aux dattes et aux noix

Les dattes marrons sont bonnes pour la santé et sont habituellement emballés avec des fibres naturelles, des vitamines et des minéraux. De plus, elles sont faibles en calories et ne contiennent aucun cholestérol.

Ingrédients:

- 3 bananes écrasées
- 1 demi-tasse de dattes, coupées en petits morceaux
- 1 demi-tasse de noix
- 2 tasses de miel
- ¾ tasse d'huile d'olive
- 1 ½ tasses de farine
- 3 œufs
- 6 càs de lait
- 1 càc d'extrait de vanille

Préparation:

Préchauffer le four à 160°C.

Battre l'huile d'olive et le miel jusqu'à obtenir un mélange homogène. Ajouter les œufs et le lait, puis la farine et bien battre. Ajouter ensuite l'extrait de vanille, les bananes, les dattes et les noix. Bien mélanger. Verser dans un moule graissé et laisser cuire pendant 1 heure.

Apport nutritionnel par portion :

Portions: 8 • Poids par portion: 186 g

Calories 575

Graisse totale 14.2g, Cholestérol 108mg

Sodium 152mg, potassium 332mg

Glucides totaux 87,9 g, sucres63,3 g

Protéines7,7 g

Vitamine A 13% • Vitamine C 7% • Calcium 4% • Fer 10%

35. Sandwich express au beurre de cacahuètes, au raisin et à la cannelle

Le raisin est une source de bore, un micronutriment essentiel à la formation osseuse et à l'absorption efficace du calcium. Le bore est permet également de prévenir l'ostéoporose chez les femmes ménopausées, et les maladies osseuses et articulaires.

Ingrédients:

- 2 tranches de pain complet
- 1 ½ càs de beurre de cacahuètes
- 1 càc de raisin
- 1/8 càc de cannelle

Préparation:

Mettre tous les ingrédients dans un bol et bien mélanger. Tartiner les tranches de pain de ce mélange et déguster !

Apport nutritionnel par portion :

Portions: 1 • Poids par portion: 83 g

Calories 289

Total Fat14.0g, Cholestérol 0mg

Sodium 375mg, potassium 319mg

Glucides totaux 30,5 g, sucres 7,2 g

Protéines 13,3 g

Vitamine A 0% • Vitamine C 0% • Calcium 7% • Fer 21%

36. Nouilles au poulet frit et figues séchées

Les figues séchées sont un concentré de calcium, de potassium, de fibres et de sucre. Deux figues séchées offrent 55 mg de calcium, ce qui représente près de 6% du besoin quotidien.

Ingrédients:

- 350g de nouilles à l'œuf
- 300g de poulet coupé en lamelles
- ¾ tasse d'oignon découpé
- 1 càs d'oignon vert
- 4 càs d'huile d'olive
- 10 figues séchées, coupées grossièrement
- ¾ tasse de miel
- 3 càs de jus de citron
- 2 càs d'ail en poudre
- 1 càc de sel
- 1 càc de paprika

Préparation:

Cuire les nouilles en suivant les instructions de l'emballage. Égoutter les nouilles et mettre de côté.

Dans une grande poêle chauffée à feu moyen, faire revenir les oignons dans l'huile d'olive. Ajouter le poulet et cuire jusqu'à ce que le tout soit légèrement doré. Ajouter ensuite l'ail, les figues, le miel, le jus de citron et le sel. Porter à ébullition. Réduire à feu doux, couvrir et laisser mijoter pendant 20 minutes. Ajouter les oignons verts et le paprika puis remuer. Enfin, mélanger avec les nouilles et servir.

Apport nutritionnel par portion :

Portions: 10 • Portion: 131 g

Calories 264

Total de gras 6,7g, cholestérol 44mg

Sodium 289mg, potassium 315mg

Hydrates de carbone totaux 43,5 g, sucres 30,6 g

Protéines 10,5 g

Vitamine A 5% • Vitamine C 6% • Calcium 5% • Fer 7%

37. Flocons d'avoine à la banane, aux noix et aux raisins

L'idéal au petit déjeuner est un bol de flocons d'avoine car ils offrent de nombreux bienfaits à la santé. Riche en fibre et en calcium, une tasse de flocons d'avoine contient 187,2 mg de calcium.

Ingrédients:

- 1 ½ tasse de flocons d'avoine
- 1/8 càc de cannelle
- 1 càc de raison
- 2 càc de noix concassées
- 1 demi-tasse de banane découpée
- 1 tasse d'eau
- 1 tasse de lait
- 2 càs de sirop d'érable

Préparation:

Porter à ébullition l'eau et le lait. Mélanger. Verser dans un bol et ajouter tous les autres ingrédients.

Apport nutritionnel par portion :

Portions: 4 • Poids par portion: 182 g

Calories 200

Total des graisses 4,1 g, cholestérol 5 mg

Sodium 34 mg, potassium 247 mg

Glucides totaux 35,5 g, sucres 11,8 g

Protéines 6.6g

Vitamine A 1% • Vitamine C 3% • Calcium 10% • Fer 9%

38.   Smoothie aux pommes, à la fraise et aux figues de barbarie

Les figues de barbarie contiennent du calcium. Elles sont riches en vitamines C et B, en magnésium, en cuivre, en fibres alimentaires et en potassium. Elles contiennent également une dose importante de flavonoïdes, de polyphénols et de betalains.

Ingrédients:

- 1 tasse de figues de barbarie
- 3 tasses de pommes
- 1 tasse de fraises
- 1 tasse de yaourt
- 1 tasse de glaçons

Préparation:

Mettre tous les ingrédients dans un mixeur. Bien mixer et verser dans des verres. Déguster !

Apport nutritionnel par portion :

Portions: 4 • Poids par portion: 179 g

Calories 98

Total des graisses 1.0g, Cholestérol 4mg

Sodium 44mg, potassium 286mg

Total carbohydrates 18,4 g, sucres 14,6 g

Protéines 4,0 g

Vitamine A 1% • Vitamine C 46% • Calcium 12% • Fer 3%

39. Salade au poulet et à l'abricot

L'abricot est riche en fer, en vitamine A et C, en bêta-carotène et en potassium. La vitamine K présente dans les abricots permet d'améliorer la santé osseuse tout en réduisant la fréquence des fractures osseuses. 55g d'abricots secs contiennent 52 mg De calcium.

Ingrédients:

- 200g de reste de poulet, découpé
- 1 tasse d'abricots découpées en dés
- 1 demi-tasse de noix de pécan
- 1 tête de laitue romaine
- ¾ tasse de pommes de terre cuites à la vapeur et découpées en cubes

Pour la vinaigrette

- ¾ tasse de mayonnaise
- ¼ tasse de moutarde
- 2 càs de miel

Préparation:

Mélanger tous les ingrédients de la vinaigrette.

Dans un saladier, mettre tous les légumes, les abricots et les noix de pécan. Ajouter la vinaigrette et déguster !

Apport nutritionnel par portion :

Portions: 6 • Poids par portion: 175 g

Calories 250

Total de graisse 13,0 g, Cholestérol 33 mg

Sodium 235mg, potassium 333mg

Glucides totaux 22,5 g, sucres 11,2 g

Protéines 12,5 g

Vitamine A 12% • Vitamine C 15% • Calcium 5% • Fer 15%

40. Soupe aux oignons crémeuse

Dans une recherche menée à l'Université de Bâle, les chercheurs ont remarqué que le peptide d'oignon GPCS (γ-glutamyl-propényl-cystéine sulfoxyde) réduit la dégradation osseuse chez les rats. La grande quantité de soufre contenue dans les oignons affecte la formation des tissus conjonctifs tels que le cartilage ou encore le tendon.

Ingrédients:

- 4 tasses d'oignons
- 2 càs d'huile d'olive
- 2 càs d'ail
- 3 tasses de bouillon de poulet
- 1 cube de bouillon au poulet
- 1 tasse de crème
- 3 càs de farine
- 1 ½ tasse de lait
- ¼ tasse de cheddar râpé
- 1/8 càc de poivre

Préparation:

Pour la sauce blanche, faire chauffer dans une casserole de l'huile d'olive (à feu moyen) puis ajouter la farine.

Verser lentement le lait dans la farine et remuer constamment jusqu'à ce que le mélange devienne épais. Incorporer la crème. Mettre de côté.

Dans une autre casserole, à feu moyen, faire revenir l'ail et les oignons dans de l'huile d'olive. Ajouter le bouillon de poulet, le cube de bouillon et le poivre puis remuer de temps en temps.

Pour finir, ajouter la sauce blanche et le cheddar au mélange d'oignons. Laisser mijoter à feu doux jusqu'à ce que le fromage fonde. Laisser cuire à feux doux pendant encore 30 à 45 minutes.

Apport nutritionnel par portion :

Portions: 6 • Poids par portion: 281 g

Calories 151

Graisse totale 6.5g, Cholestérol 19mg

Sodium 563mg, potassium 288mg

Glucides totaux 16,0 g, sucres 7,3 g

Protéines 7,4 g

Vitamine A 3% • Vitamine C 10% • Calcium 15% • Fer 4%

41.   Flan « Lèche »

Une consommation régulière de produits laitiers permet de maintenir des taux d'ostéoporose faibles et de garantir une meilleure santé osseuse. Le lait contient une grande quantité de phosphate qui augmente la rétention du calcium.

Ingrédients:

- 1 tasse de sirop d'érable
- 7 œufs
- 400g de lait concentré
- 380g de lait évaporé

Préparation:

Graisser des petits ramequins.

Mélanger le lait concentré et le lait évaporé. Battre les œufs dans ce mélange, un par un. Vous obtiendrez un mélange crémeux. Ajouter 1 càc d'extrait de vanille. Verser dans les ramequins et servir frais.

Apport nutritionnel par portion :

Portions: 8 • Poids par portion: 144 g

Calories 310

Graisse totale 11.8g, Cholestérol 174mg

Sodium 168mg, potassium 381mg

Hydrates de carbone totaux 40,6 g, sucres 40,6 g

Protéines 12,0 g

Vitamine A 9% • Vitamine C 4% • Calcium 29% • Fer 5%

42.   Pancake au mûres et au yaourt

Une tasse de yaourt contient 42% d'apport en calcium quotidien recommandé. Le yaourt est une excellente source de calcium, de vitamines B2 et B12, de potassium et de magnésium. Il est riche en probiotiques, ce qui améliore le système immunitaire.

Ingrédients:

- 1 ½ tasses de farine
- 2 càs de miel
- 120ml de yaourt
- 1 tasse de mûres congelées
- 2 càs de levure chimique
- ½ càc de bicarbonate de soude
- ½ càc de sel
- 1 ½ tasses de lait
- 2 càs d'huile d'olive
- 2 œufs

Préparation:

Dans un saladier, mélanger la farine, la levure chimique, le bicarbonate de soude et le sel. Dans un autre bol, mélanger le lait, les œufs, le yaourt, l'huile d'olive et l'huile végétale. Mélanger les deux pâtes ensemble. Ajouter les mûres congelées. Chauffer de l'huile à feux moyen sur une poêle. Mélanger la pâte, puis étaler un peu de pâte sur la poêle. Faire frire la pâte jusqu'à ce qu'elle soit légèrement dorée, puis retourner de l'autre côté. Servir le pancake dans une assiette.

Apport nutritionnel par portion :

Portions: 4 • Poids par portion: 214 g

Calories 344

Graisse totale 10,4 g, Cholestérol 105mg

Sodium 568mg, potassium 414mg

Total des glucides 52,9 g, sucres14,0 g

Protéines 11,0 g

Vitamine A 6% • Vitamine C 10% • Calcium 24% • Fer 18%

43. Vanille et graines de chia

Les graines de chia contiennent presque la même quantité de calcium que dans une tasse de lait. Elles sont riches en acides gras oméga-3 qui aident à réduire le risque de maladie cardiaque et d'AVC. Elles contiennent également une grande quantité de fibres alimentaires.

Ingrédients:

- 1 demi-tasse de lait d'amande
- 2 càs de miel
- 1 càs de poudre de cacao
- 1 càs de graines de chia
- 1 tasse de glace
- 1 càs d'extrait de vanille
- De la crème fouettée pour le dressage

Préparation:

Porter à ébullition 115ml d'eau avec l'extrait de vanille. Laisser de côté.

Mixer les ingrédients restants, verser dans des verres et déguster !

Apport nutritionnel par portion :

Portions: 2 • Poids par portion: 84 g

Calories 209

Graisse totale 14.8g, Cholestérol 0mg

Sodium 10mg, potassium 237mg

Total de glucides 17,6 g, sucres14,9 g

Protéines 1,9 g

Vitamine A 0% • Vitamine C 3% • Calcium 1% • Fer 8%

44. Salade de saumon fumé et aneth

Ingrédients:

- 1 tasse de saumon fumé, découpé finement
- 1 càc de jus de citron
- 2 càs d'huile d'olive
- 1 càs d'aneth
- 2 têtes de laitue romaine

Préparation:

Dans un saladier, mélanger l'aneth avec le jus de citron et l'huile d'olive. Ajouter le saumon et mélanger. Ajouter enfin la laitue, mélanger et déguster !

Apport nutritionnel par portion :

Portions: 2 • Poids pas portion: 343 g

Calories 169

Graisse totale 14,7g, Cholestérol0 mg

Sodium 21mg, potassium 511mg

Glucides totaux 10,6 g, sucres 3,3 g

Protéines 1,8 g

Vitamine A 2% • Vitamine C 28% • Calcium 3% • Fer 53%

45.   Salade de hareng et légumes

Le hareng est riche en vitamines D, en acides gras oméga-3 B-12, en zinc et en calcium. Une portion de filet de hareng contient 110 mg de calcium. La protéine que contient le hareng favorise la réparation et le développement musculaire. Son calcium procure une meilleure santé osseuse.

Ingrédients:

- 2 filets de hareng
- 1 càs de vin blanc
- ¼ d'oignon en rondelles
- 1/8 càc de sel
- 1/8 càc de poivre
- 1 grande carotte râpée
- ¼ tasse de jus de citron
- ½ càc d'aneth, haché finement
- 2 feuilles de laurier
- 1 càs de vinaigre de vin blanc
- 1 sachet de salade composée
- 1 càs d'huile d'olive

Préparation:

Dans un bol, mettre la carotte râpée avec du citron et du vinaigre de vin blanc. Ajouter l'aneth et assaisonner avec du sel et du poivre.

Saler et poivrer le hareng. Dans une poêle chauffée à feu moyen, mettre l'huile d'olive, l'oignon et le laurier.

Ajouter le hareng. Laisser cuire pendant 1 minute 30 de chaque côté. Ajouter la salade et le hareng au mélange de carotte.

Apport nutritionnel par portion :

Portions: 4 • Poids par portion: 189 g

Calories 208

Graisse totale 8.5g, Cholestérol 55mg

Sodium 196 mg, potassium 514 mg

Glucides totaux 12,0 g, sucres3,7 g

Protéines 18,8 g

Vitamine A 121% • Vitamine C 19% • Calcium 8% • Fer 10%

LES AUTRES OUVRAGES DE CET AUTEUR

70 recettes de plat pour prévenir et éliminer le surpoids : Perdez vite du poids grâce à des régimes amaigrissants et une nutrition intelligente

Par

Joe Correa CSN

48 recettes pour lutter contre les problèmes d'acné : La cure qui permet d'éliminer les problèmes d'acné en moins de 10 jours !

Par

Joe Correa CSN

41 recettes pour prévenir la maladie d'Alzheimer : Diminuer ou éliminer vos symptômes d'Alzheimer en à peine 30 jours !

Par

Joe Correa CSN

70 recettes de plats efficaces contre le cancer du sein : Prévenir et lutter contre le cancer du sein avec une nutrition intelligente et des aliments puissants

Par

Joe Correa CSN